Issu d'une famille internationale et pluriculturelle, j'ai appris très tôt à vivre avec plusieurs langues et plusieurs cultures...
Une vie bien remplie qui m'a également enseigné à l'importance des mots et de la communication.

Les mots pour moi sont un nectar divin...
Faute de mieux, je suis prêt à en inventer, en ajouter... si cela sert le but de mes écrits... il y a tant et si peu de mots pour tout dire... les mots ont leur propre musique et ils doivent être musique pour être émis... une vraie poésie pour le musicothérapeute que je suis devenu...

Dès la minute où j'ai su écrire j'ai écrit... pour ne plus jamais m'arrêter...
Mon premier souvenir d'écriture me renvoie à l'enfant que j'étais à la maison au soir de son premier jour d'école qui essaie d'écrire son nom sur son petit tableau noir...
C'est aussi celui de ma première faute ! Mon père vient me corriger... et j'ai instantanément su que j'étais fait pour écrire...
De là, j'ai écrit tout le temps partout sur tout et surtout sur tout... et quand je n'écrivais pas je lisais... tout partout... les mots m'imposent leur présence et je ne sais y résister...

Il était un temps auquel la poésie appartenait à la culture populaire avant qu'elle ne soit retenue en otage par l'élite... et je me revendique de cette époque...
Les gens citaient et récitaient des poèmes comme les gens de nos jours chantent dans la rue... et leurs mots étaient musique...

Il y a quelques années, Nicolas, un de mes étudiants, m'a présenté un travail qu'il avait préparé sur l'écrivaine jamaïcaine Louise BENNETT –la première femme à écrire dans son créole- et il m'a intimé par cela l'envie d'être le premier écrivain et comment j'aurais aimé être à l'origine de l'écriture... à l'origine du premier livre... de la première fiction... ou encore comme Elias CANETTI, qui à vouloir comprendre ce que ses parents échangeaient en allemand, est devenue l'un des plus grand auteur allemand moderne... parce qu'avec l'écriture vient l'histoire... et avec l'histoire viennent les histoires...

Mes principaux intérêts s'adressent à la nature, aux êtres et à la vie...
La plupart des gens ne réalisent le côté surréel de la vie... moi si...

La majeure partie de mes écrits s'intéresse à la communication... et mon travail trouvera sûrement plus de justice dans une rendition orale ou scénique plus encore que lue... ou au moins à haute voix... qu'il s'agisse de textes, de poèmes, de chansons, de billets, ... et j'ai plusieurs livres audio qui en attestent...

J'écris également pour le monde des affaires et pour les enfants...
Mes livres sont majoritairement en français et anglais...

#bio #énergie #guéri #guérir #guérison #malade #maladie #médecine #musique #naturel #parallèle #santé #soin

La Santé avec la Bioénergie

Jesse CRAIGNOU

Notre cerveau et notre esprit abritent des facultés et des richesses loin d'être soupçonnées... qui dorment au plus profond de notre être enterrées sous les décombres des nos maigres acquis sur le fil du rasoir des études et de l'expérience...

Hélas, la plupart de ces qualités ne voient jamais le jour et tant la société que l'industrie font tout leur possible pour qu'elle restées bien là où elles sont...

Heureusement, de temps à autre, l'un d'entre nous touche le fonds et refait surface enrichis de tous faits et qualités qui font de nous des êtres exceptionnels... rendant enfin justice à notre vraie nature... avec tout un aréopage d'outils et des connaissances restées confidentielles au reste du monde humain... et mon intention est de partager ici avec vous comment améliorer notre santé et jouir de meilleures conditions, santé et vie...

J'ai eu la malchance... devrais-je plutôt dire la chance... dès mon plus jeune que la vie est ce qu'on en fait... et que notre destin est voué à l'évolution... qu'à cœur vaillant rien d'impossible...

Etre humain veut dire évoluer... l'Homme n'a jamais été destiné à demeurer dans sa condition première... mais d'évoluer encore et encore tout au long de sa vie... ce qui le place largement au-dessus...

La guérison fait partie de ces talents qui font que l'homme est l'homme... bien qu'elle reste encore trop souvent ignorée ou négligée... et ceux qui évoluent sont encore trop souvent considérés contre des monstres ou excentriques... comme si la vie était monstrueuse ou irraisonnable... et ne réservait ses faveurs qu'à de rares élus...

Nous avons tous en nous cette option d'évoluer et de progresser dans nous compétences... des talents qui nous relient à l'univers qui nous entoure et bien au-delà encore... parce que la vie est présente partout dans l'univers sous une forme ou une autre...

Quelle que soit sa forme la vie fourmille partout... et la vie est énergie... sans énergie il n'y a pas de vie... de l'énergie qui n'attend et ne demande qu'une chose... d'être utilisée pour notre plus grand bien... de l'énergie à la portée de tous...

Nous baignons en permanence dans un océan d'énergie... qui ne demande que notre attention...

Dans ce livre je vous donne les clés pour vous entrainer à pratiquer les soins énergétiques... et recouvrer la santé que vous méritez... en quelques simples exercices...

#bio #énergie #guéri #guérir #guérison #malade #maladie #médecine #musique #naturel #parallèle #santé #soin

Jesse CRAIGNOU

Écrire Et Moi

Santé
La Santé de la Vie
Guérir
Retour en Santé
La Souffrance et la Guérison... en Paroles...
Haut Les Mains...
Organes, Muscles, Articulations, et autres Zones...
Traitement à Distance
Amourgie
Double Foyers
Entretien
Chakras
Procurer un Soin
Boite à Outils
Ateliers

Merci
J'écris

J'ai écrit
Livres Audio
PodCasts
Écrivain Privé

Réseaux Sociaux et Internet
Formations et Coaching
Traductions

Guide de Paris

#bio #énergie #guéri #guérir #guérison #malade #maladie #médecine #musique #naturel #parallèle #santé #soin

Jesse CRAIGNOU

Santé

La Santé et la Vie

Beaucoup de gens souffrent encore partout sans trouver la guérison qu'ils méritent... et malheureusement la médecine ne leur apporte pas une guérison ferme et définitive... la médecine ne fait qu'enrichir les laboratoires tout en droguant ses patients...

La médecine parallèle propose une solution naturelle... mais qui n'amène souvent le patient qu'à une prochaine crise ou attaque...
Si nos docteurs nous soignent selon le serment d'Hippocrate qui demande de soigner par tous les moyens possibles... les faits demeurent qu'ils ne font que nous farcir de produits chimiques avec toutes leur cohorte d'effets secondaires négatifs et souvent dangereux... par ailleurs imposant la prise d'autres médicaments pour contrer les effets secondaires... c'est le serpent que pharmacien qui se mord la queue !

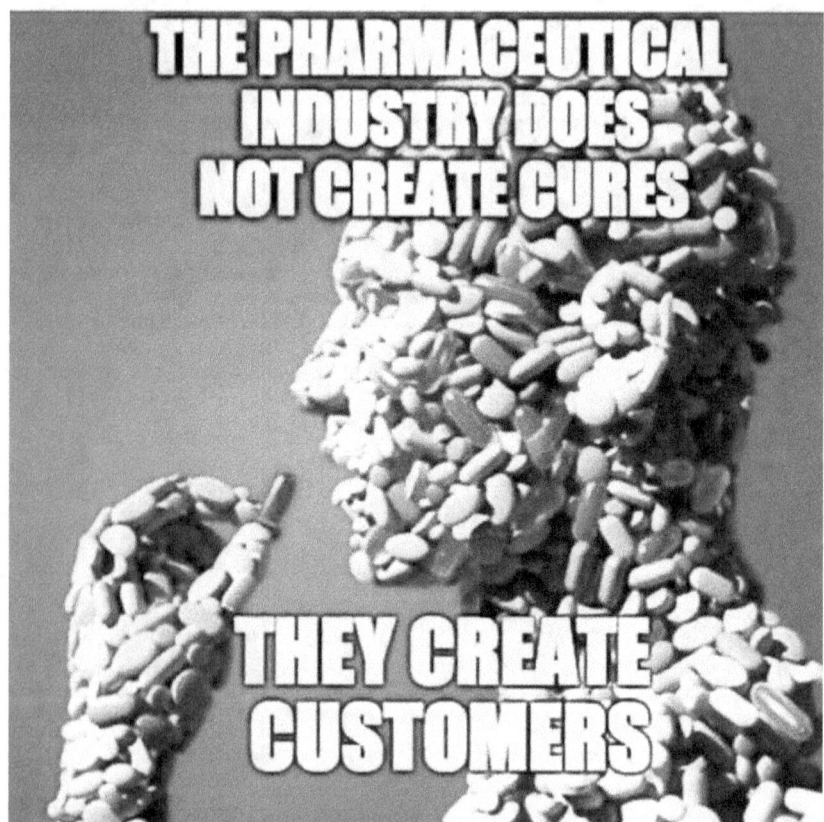

J'entends par **guérison** que le patient est soulagé à vie... sinon à long terme de son mal et libéré de son addiction aux médicaments d'une forme ou d'une autre... Le patient guéri ne prend plus jamais de médicaments...

Depuis que je suis guéri, je ne prends plus aucun de ces poisons !

Les **compléments alimentaires** sont une autre forme d'addiction... s'ils apportent parfois un soulagement ponctuel... bien que la plupart ne sert à rien... ils ne guérissent jamais personne... et pour cause ! Leurs clients finissent généralement par les oublier...
Pour qu'ils soient efficaces, il faudrait en avaler des tonnes par jour ! C'est malheureusement pour cela que les médicaments chimiques, pourtant agressifs, fonctionnent... leurs doses sont très élevées...
Qui plus est... ils restent souvent chers...

#bio #énergie #guéri #guérir #guérison #malade #maladie #médecine #musique #naturel #parallèle #santé #soin

La Santé avec la Bioénergie

Jesse CRAIGNOU

Le corps rejette systématiquement ce dont il n'a nul besoin ou qui ne lui convient pas... au mieux, on peut peut-être prétendre à l'effet placebo...

Le **sport** n'est pas la forme... ni la santé d'ailleurs... bien au contraire !

Si un peut de sport fait du bien, entretient et maintient en forme, trop de sport est néfaste... prenez-en pour preuve les scanners et radios et autres IRMs de sportifs, ils sont cassés de partout ! Et cela sans parle des dommages et dégâts causés aux organes, muscles et tendons...

Les dégâts sont là à vie... avec les séquelles et dégâts corollaires... que la bioénergie peu éliminer vite et bien... sans effort et sans douleur !

Croyez-le ou pas... le plus gros travail que vous ayez jamais fait est probablement celui de naître ! Pour certains, c'est aussi le plus long voyage...

Mais la **naissance** n'est pas sans conséquence sur les corps de la mère et de l'enfant...
La grossesse d'abord pour la mère qui, pour autant qu'elle soit naturelle n'est pas si simple... elle est éprouvante et les changements par lequel le corps de la porteuse passent sont énormes...
Et puis l'enfant qui, s'il évolue à son rythme, et si tout le corps et le métabolisme de sa mère se règle sur et autour de lui, tout n'est pas que confortable... les mouvements de la mère et les affres de la naissance laissent des traces...

Pas de panique ! La bioénergie est là pour y remettre bon ordre... et tout ne sera bientôt plus que souvenirs...

La **bioénergie**, elle, apporte une réponse douce et puissante, rapide et abordable à toutes les bourses...
La bioénergie rassemble toutes les pratiques qui utilisent l'énergie naturelle ambiante pour soigner ou améliorer... la santé mais également la vie en général... pour tout ce qui est vivant... personnes, animaux et plantes...
Plusieurs disciplines proposent à cet art tels le Reiki, le Chi Kong, le Tai Chi, le Prana Yoga, entre autres...
Assurez-vous de vous mettre entre les mains d'un bon pratiquant...

D'autres **solutions** existent... d'autres traitements sont disponibles dans la nature même... et ils sont simples à la portée de tous pourvu que nous apprenions à les trouver et les utiliser... au moyen de quelques rapides exercices !

La plupart des gens croient encore que nous vivons en 3 dimensions mais la vérité est que nous ne sommes même pas conscients des autres dimensions ! Et l'énergie est une autre de ces dimensions !

#bio #énergie #guéri #guérir #guérison #malade #maladie #médecine #musique #naturel #parallèle #santé #soin

Jesse CRAIGNOU

J'ai souvent vu un corps changer plusieurs fois... en quelques heures même... quelquefois en quelques minutes... du meilleur au pire... et de retour au meilleur... et beaucoup de choses peut faire que notre corps change... le temps et les conditions climatiques, la génétique, l'âge, la nutrition, ou parfois rien... tout au moins en apparence...
Mais la bonne nouvelle est que nous pouvons toujours intervenir et faire changer ce corps en un temps record pour le meilleur...

Ceci m'a montré comment notre corps n'est pas né que pour vieillir et mourir... il peut aussi être modulé à souhait... et nous obéir sur commande...

Beaucoup d'outils nous sont disponibles pour améliorer notre santé et nous offrir une vie meilleure... même si hélas il en est qui ne donnent aucun résultat concluant... ou si peu... et pour peu de temps... et cela au prix d'efforts et de coups généralement énorme... sans parler de tout ce qu'ils nous font avaler... des choses souvent qui nous écoeurent... ou faire des exercices épuisants... faute de quoi vous pouvez tout aussi bien vous laisser mourir... pendant que d'autres jouirons d'une longue vie en bonne santé... sans doute la manière de la nature de nous montrer combien nous pouvons être différents de l'un à l'autre...
Pendant que d'autres choisissent la religion... ou les guérisseurs... mais, là encore, tout le monde ne trouve pas sa réponse...

Je descends d'une longue lignée de malades et de souffrants... patients impatients de recouvrer la santé qu'ils méritaient...
Mon père plaisantait qu'il aurait mieux fait d'épouser une pharmacienne... bien que lui aussi s'est gavé de médicaments toute sa trop courte vie... et même plus que ma mère... et malgré tout ça son état ne s'est jamais amélioré... mais n'a fait qu'empirer ! Il est mort à 55 ans... après 2 AVC qui l'ont laissé hémiplégique... avec à chaque fois 2 années intensives de rééducations physique et orthophoniques et une dizaine de crises cardiaques...
Mes sœurs semblent avoir été épargnées des problèmes cardiaques... avec leur cortège d'aller-retour chez les cardiologues et hôpitaux... et tant mieux pour elles...

Je ne compte plus tous les problèmes qui m'ont affecté... souvent les uns sur les autres... et côte à côte... de même que je ne compte plus les médecins et spécialistes que j'ai consultés dans différentes spécialités... pour rien !
Je ne compte plus non plus les praticiens de médecines parallèles que j'ai consultés dans l'espoir d'avoir enfin la réponse à mes problèmes...
Je ne compte plus même tous les médicaments et traitements que j'ai suivis... pas plus que je ne compte les fortunes que j'ai payées et gaspillées... jusqu'à ce que je ne trouve ma propre solution... grâce à l'énergie et la bioénergie... et vous invite à me rejoindre...

Une chose est sûre... nous ne sommes pas tous égaux quant à la santé...

J'ai du surveiller ma santé toute ma vie...
Je ne suis pas du tout hypocondriaque... mais j'ai toujours souffert d'un problème ou d'un autre moi qui détesté souffrir et prendre des médicaments... je n'ai jamais voulu qu'une vie de paix et de tranquillité... libre de tout... pourtant mes attentes n'ont

#bio #énergie #guéri #guérir #guérison #malade #maladie #médecine #musique #naturel #parallèle #santé #soin

jamais trouvé que douleurs et maladies... allant toujours plus mal... souvent n'espérant que la mort pour tout soulagement...

L'été 2007 je me suis réveillé un matin incapable de me retourner dans mon lit... incapable de me lever... j'ai dû rester au lit toute la journée... et les semaines suivantes...
Je suis allé voir mon généraliste, après 2 semaines d'arrêt maladie non indemnisées, qui m'a dit que cela devait être du stress et que j'avais besoin de repos... comme ça tout d'un coup ? Je ne faisais rien d'autre que dormir et ne me réveillais que pour m'endormir... il me donna 2 semaines d'arrêt qui s'allongèrent jusqu'à 4 mois... pour rien... il continuer de prétendre que c'était du stress... et continua de me donner quinzaine après quinzaine d'arrêt de travail...
Il ne m'a jamais posé d'autre question ni envoyé consulter un spécialiste...
Les choses perduraient jusqu'à ce qu'une collègue qui pratique le shiatsu me proposa une séance et me remit sur pieds en 20 minutes...
Voici l'état de la médecine aujourd'hui...

J'ai fini par comprendre que si je ne demandais rien je n'aurais rien... et insistais sur toute une batterie de consultations de spécialistes et d'examens... qui n'ont hélas rien donné de mieux...

La vie moderne m'a apporté plus de problèmes de santé que de solutions... tout comme si d'un côté la médecine faisait d'énormes progrès parallèlement à la pollution et au stress... mais pour n'en nommer que 2... et si certains d'entre nous jouissent d'une vie sans soucis... beaucoup de nos aînés subissent aujourd'hui de plus en plus les affres de l'âge... avec leur cortège de désagréments...

Pendant tout ce temps, je cherchais la réponse qui me libérerait d'une vie de dépendance chimique avec tous ses effets secondaires...

Guérir

La guérison est le procédé par lequel le malade recouvre intégralement la santé... et de manière permanente... d'une manière ou d'une autre...
Les docteurs nous donnent toujours des médicaments qui ne nous conduisent qu'à un pis-aller de maintient en condition pour le reste de nos jours... trop souvent profitant par là aux magnats du monde pharmaceutique... plus qu'aux patients... pendant que des guérisseurs peu connus vous ramèneront vite à la santé...

Toute ma vie a été dévouée à la recherche de solutions à mes problèmes de santé et ceux des autres... jusqu'à penser que je ne pourrais peut-être même ne jamais y arriver...
Je luttais... je demandais et j'écoutais... j'essayais... sur tous les fronts... sans parvenir à aucune réponse concrète ni durable... me relevant pour reprendre mon chemin de Damas...
Les quelques rares répits qu'ont m'a accordé n'ont finalement pas duré... ni résisté à l'épreuve impitoyable du temps... j'avais souvent l'impression de faire marche arrière... revenant sans cesse sur mes pas...

J'ai étudié la relaxation, la suggestopédie, la pensée positive, l'autosuggestion, le biomagnétisme, ... et même si je me rapprochais je n'atteignais pas mon but final...
De la relaxation au yoga j'en suis venu à la sophrologie... pour m'autosuggérer la guérison... passant par l'analyse... et j'ai même cru pendant un moment entrevoir la lumière...
L'hypnothérapie et la musicothérapie sont venues à ma rescousse... s'ajoutant à mes autres disciplines... le Reiki et le Quantum Touch sont venus à leur tour... jusqu'au Chi Kong...

Pendant tout ce temps-là tous les gens que je touchais me disaient combien mon toucher leur faisait du bien... et les soulageait ! Instantanément !
Peut-être même que cela a participé à ma vie romantique également...

Tout ça jusqu'à ce que je ne tombe dans une autre dimension ! Jusqu'à ce que je ne fasse face à une autre réalité ! Une réalité qui a débarqué avec sa cohorte de formes et de couleurs... une réalité qui me prenait par la main pour me conduire à d'autres réalités...

#bio #énergie #guéri #guérir #guérison #malade #maladie #médecine #musique #naturel #parallèle #santé #soin

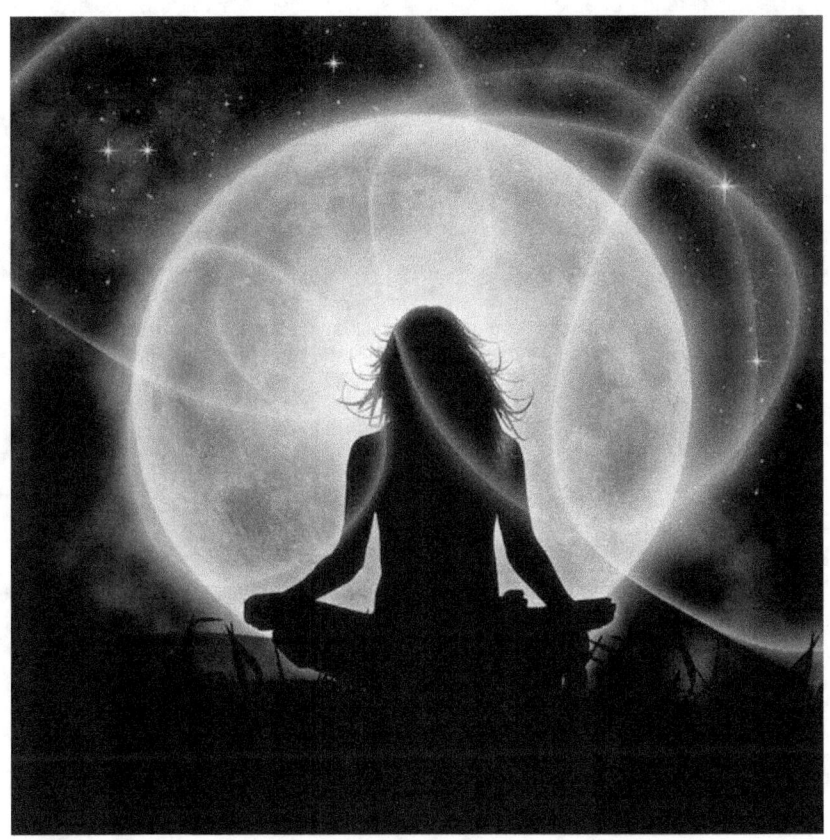

L'énergie va et vient... et revient... faisons le plein d'énergie !

Une de mes ex ne cessait de me répéter combien elle se sentait bien la minute où je posais ma main sur elle... ou mon bras sur ses épaules...
Une collègue, en pleine crise de douleurs, me dit aussi tout le mien que ma main sur son bras lui fait...
Un jour que je pratiquais l'énergie à distant sur une autre collègue elle me dit qu'elle sentait des choses bouger dans sa tête !
Tout ceci jusqu'à ce que je réalise le bien que me faisait ma main posée sur un endroit douloureux de mon corps... Moi aussi je me sentais beaucoup mieux !

Tout a commencé dans un train de banlieue alors que j'avais la tête qui explosait d'un violent mal de tête...

#bio #énergie #guéri #guérir #guérison #malade #maladie #médecine #musique #naturel #parallèle #santé #soin

Jesse CRAIGNOU

Je me suis détendu et ai fermé les yeux puis ai commencé à voir des couleurs qui valsaient en bulles derrière mes yeux tout en me relaxant... et je sentais la douleur s'amenuiser... pour finalement disparaître totalement... et rapidement... me laissant le loisir d'une soirée sans douleur...

Plus tard, j'ai réalisé que je portais systématiquement ma main sur un endroit douloureux de mon corps... et que la douleur s'évaporait presqu'aussitôt...

L'énergie est la clé de la vie... on la trouve partout et n'importe à la fois... tout ce dont nous avons besoin à portée de main... il nous suffit de nous en servir ! Nous trouvons toute l'énergie dont nous avons besoin sur place... elle n'attend que ça...

Un mal ou une maladie n'est souvent rien d'autre qu'un manque d'énergie dans un coin de notre corps ou métabolisme... une fois qu'elle est trouvée l'énergie peut-être remise à l'endroit nécessaire pour commencer la guérison... aussi mettons toute cette énergie au travail qui lui incombe... l'énergie est en mouvement permanent and vous remettra en marche... mettez l'énergie de votre côté... faisons le plein d'énergie !

Qui plus est... l'énergie attire l'énergie positive...

Croyez-le ou pas notre corps est prêt à changer pour le meilleur... et tout ce qu'il lui faut c'est un minimum d'effort de notre part...

#bio #énergie #guéri #guérir #guérison #malade #maladie #médecine #musique #naturel #parallèle #santé #soin

Jesse CRAIGNOU

Retour en Santé

J'avais enfin découvert un moyen disponible partout et utilisable en tous lieux... qui n'est pourtant pas invasif... mais approprié au corps et à l'âme... que le patient y croie ou pas... je la trouve où que je sois...

Qui plus est... le soin par l'énergie n'est pas invasive... le patient n'a pas besoin de croire en quoi que soit... pas besoin de faire quoi que ce soit... autre chose que ce qu'il fait dans sa vie quotidienne... comme il le fait dans sa vie quotidienne... le patient n'a pas besoin de manger ou de boire ou avaler quoi que ce soit... le patient n'a pas besoin de suivre un traitement... et vous n'aurez qu'à poser vos mains sur lui pendant un court moment... et peut-être même pas...

Le soin énergétique s'adresse au corps tant qu'à l'âme... autant qu'aux aspects psychologiques du patient... qui bénéficient tous du soin par l'énergie...

Un autre avantage de la thérapie énergétique est que le guérisseur bénéficie tout autant du traitement que le patient...

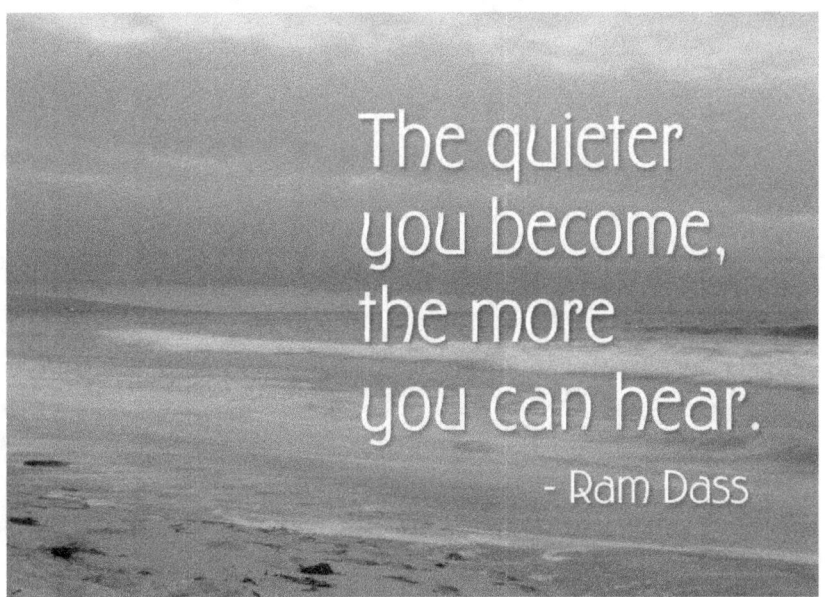

Plus vous vous détendez plus vous entendrez... Ram DASS

Vous entendrez l'énergie vous guider... vous entendrez des gens vous dire tout et n'importe quoi à propos de l'énergie... des gens qui ne savent pas de quoi ils parlent... et ce sont souvent ceux là qui jugent croire en savoir plus que les autres... et plus que nous qui pratiquons !

#bio #énergie #guéri #guérir #guérison #malade #maladie #médecine #musique #naturel #parallèle #santé #soin

La Santé avec la Bioénergie

Jesse CRAIGNOU

Faites ce que vous savez faire… comme vous savez le faire… quand vous sentez un besoin d'énergie… et que l'énergie est là… utilisez-la comme vous savez le faire… Quand vous aurez maitrisé cette pratique, vous pourrez l'utiliser à loisir… sans compter…

La Souffrance et la Guérison... en Paroles...

Mon ami Serge répète en plaisantant : '*Après 50 ans, si tu n'as mal nulle part, c'est que t'es mort*'...

Le sourire d'adolescent facétieux qu'il arbore encore à la soixantaine et son sens de l'humour m'amusent mais, en u sens, il n'a pas tort... et souvent les douleurs et problèmes de santé aggravés arrivent bien avant 50 ans !

Pour autant il y a des réponses simples, rapides et efficaces... qui libèrent le corps et l'âme de la souffrance pour apprécier une belle vie...

Pour aussi étrange que cela puisse paraître... pour beaucoup de malades... la douleur est devenue tant un handicap qu'une béquille... leur meilleure amie... et leur seule compagnie et leur sujet de conversation préféré... ils ne pourraient vivre sans elle... et, ainsi, ne se soignent pas !

Ils claudiquent leur enfer pavé de bonnes intentions soufrant une torture permanente... et se droguent de médicaments qui leurs prennent souvent ce qui leur reste de santé par ailleurs... alors qu'il leur suffirait souvent d'une séance pour recouvrer, sinon toute la première fois, une grande partie de leur santé...

Farah est fière et heureuse d'être une femme et ne s'en porterait que mieux s'il n'y avait ses règles douloureuses...

Elle en pleure presque au téléphone...

Je lui demande de s'allonger et garder son téléphone auprès d'elle sur haut-parleur... et de suivre ses instructions...

Elle se relève un quart d'heure plus tard... totalement soulagée et souriante...

Alice ne sait pas pourquoi depuis des semaines elle renifle sans arrêt... rendant son travail d'hôtesse d'accueil et sa vie privée infernale...

Je lui dis que je peux la soigner là sur son lieu de travail en 3 minutes... elle accepte... elle a tout essayé depuis des semaines... sans succès...

Je ne la vois qu'une fois par semaine... et propose une séance à chaque passage... et, de semaine en semaine, elle fait d'énormes progrès et recouvre vite sa bonne forme...

Nelly ne croyait pas en la #bioénergie... mais, à 46 ans, elle gardait une lourde peine relative à l'opération de son avant-bras dans son enfance et la cicatrice que la greffe de peau lui avait laissée... elle ne portait jamais de manches courtes... et cachait son bras à la plage...

Un matin d'hiver enneigé j'arrivai au bureau et proposai de d'intervenir sur son bras... et elle accepta de guerre lasse...

Je lui envoyais de l'énergie à 20 cm de son bras et elle me dit qu'elle sentait ma chaleur... je lui répondis que ma main était encore glacée du froid extérieur... et qu'elle sentait mon énergie...

#bio #énergie #guéri #guérir #guérison #malade #maladie #médecine #musique #naturel #parallèle #santé #soin

La Santé avec la Bioénergie

Je réalisai que son bras allait mieux et qu'elle le cachait de moins en moins...

La vie de **Xavier** était loin d'être au beau fixe...
Il n'allait pas bien du tout et rien n'allait plus tant dans sa vie tant professionnelle que personnelle...
Je le demandai de s'allonger sur son sofa... et de fermer les yeux...
Je passai ma main à 20 cm au-dessus de son corps et opérai un 'scanner' énergétique... m'arrêtant au-dessus de son estomac... quand il me dit sentir ma main sur son estomac (que je ne touchais pas!)...
Je lui redonnai de l'énergie et dissipai rapidement son mal d'estomac et son mal-être...

Hélène est déprimée... elle ne sait pas pourquoi... elle déprime en permanence et a perdu le goût de vivre... elle a bien essayé de sortir plus... de travailler moins... de changer de décor... de faire du sport... de manger mieux... la déprime gagne toujours la bataille et remonte au créneau...
Rien dans son histoire ou ses événements récents ou lointains ne justifie sa déprime... il semblerait même qu'elle ait tout pour être heureuse !!!

Elle ne comprend pas pourquoi je lui parle d'énergie et de bioénergie mais se laisse faire... et là je la vois qui retrouve un sourire depuis trop longtemps oublié... au rancart... la joie de vivre n'est plus loin... et la déprime vite oubliée...

Ma mère me montre une verrue sur sa main... qui s'est développée en grappes le long de son bras jusqu'à son coude...
Cela la gêne pour des raisons de santé... mais aussi cosmétiques... je lui propose de l'en débarrasser... en une séance...
Je lui demande laquelle est la verrue mère et je commence à la traiter... elle est surprise de la rapidité... quelques minutes ici...
Le lendemain matin, au petit déjeuner, elle brandit fièrement son bras... toutes ses verrues ont disparu ! Sans laisser la moindre trace...

Nathalie ne sortait pas de l'ombre... et restait même dans le noir autant que possible...
Je lui demandais pourquoi... et elle me répondit qu'elle avait un mal de tête carabiné... et se sentait mieux à l'ombre...
Puis je la regardais et vis que son visage était celui d'une vieille femme tout ridée comme une pomme cuite avec d'énormes cernes noires autour de ses yeux... et non pas celui de la professionnelle dynamique de 45 ans que je connaissais...
Je lui parlais de Reiki et de bioénergie... et comment je pourrais la soulager en quelques minutes... et elle me dit : *'D'accord !'*...
Cinq minutes plus tard, j'avais devant moi une nouvelle femme... rajeunie et radieuse sa migraine avait pratiquement disparu...

Farah a des règles douloureuses... pire que douloureuses... elle est persuadée que tous les mois un monstre vient hanter son ventre et la dévorer toute crue de l'intérieur... et si ce n'était que le ventre...

#bio #énergie #guéri #guérir #guérison #malade #maladie #médecine #musique #naturel #parallèle #santé #soin

La Santé avec la Bioénergie

Jesse CRAIGNOU

Farah aime être femme... mais, à ce prix-là, c'est trop cher payé...

Elle me parle de ses douleurs au téléphone mais pense que Paris-Téhéran est une grande distance pour une intervention à distance...

Je lui explique que la distance n'a aucune importance, aucune incidence vu que la bioénergie est universelle et comme elle se trouve partout je peux la faire intervenir où qu'elle se trouve... et que le résultat sera le même...

Elle accepte de s'allonger sur son divan en laissant le téléphone sur haut-parleur... tout en suivant mes instructions... elle finit même par s'assoupir... pour se réveiller en pleine forme... la douleur est partie ! Mieux encore les jours suivants les douleurs sont moindres et moins fréquentes... jusqu'à disparaître complètement...

L'otite d'**Alannah** la terrassait d'un mal de tête explosif... pas un simple mal d'oreille... et c'est pire quand elle arrive au début de la nuit alors que tous les urgentistes sont déjà sur le pas de course et débordés par les appels qui pleuvent de tous côtés... pire encore, l'hôpital est loin...

Elle m'explique au téléphone dans une voix qui contient une douleur intense aux prix d'énormes efforts qui la forcent presque à déraisonner...

Je lui demande de mettre son téléphone sur haut-parleur et de s'allonger... et même de se préparer à dormir... ce qu'elle finit par faire...

Elle finit par tomber dans un sommeil profond... pour ne se réveiller que le lendemain matin... en pleine forme... *'C'est quoi ton truc ?'* De la magie Alannah ! De la magie...

Le meilleur moyen de trouver l'énergie est de se détendre et d'apprendre à l'accueillir et la cueillir...

Fakri est un ami à qui tout réussit...

Il a acheté son premier restaurant qui n'a cessé de devenir de plus en plus populaire... idem pour le deuxième... et voilà qu'il m'annonce l'autre jour qu'il en ouvre un troisième...

Fakri est le genre de personne qui rayonne la bonne humeur et l'amour... il accueille tout le monde d'une humeur égale quelle que soit le jour ou l'heure... et embrasse ses clients réguliers...

Dans le monde de la restauration où le personnel est prompt à changer d'établissement, son personnel lui reste fidèle et ne change pratiquement jamais...

Son succès est dû à l'énergie qu'il irradie au-delà de la qualité de sa nourriture et de son service... qui fait qu'on sent bien chez lui et proche de lui... il est des gens comme ça...

#bio #énergie #guéri #guérir #guérison #malade #maladie #médecine #musique #naturel #parallèle #santé #soin

Tous autant d'exemples qui montrent combien la bioénergie peut vous aider dans la vie... et vous guérir... vous et les gens autour de vous... vous et vos patients...

Vous pouvez également vous faire assister par la musique... pour accompagner vos patients et vos soins...

La **musicothérapie** peut apporter une réponse puissance et efficace à des problèmes de santé...
Le fils d'une de mes amies, **Jacob**, souffre du Syndrome d'Asperger (**autisme**)... il y a 2 ans, il a traversé une période de préadolescence particulièrement difficile...
Un garçon intelligent, aimant et aimant qui devait un véritable diable...
J'ai appelé sa mère et lui ai parlé de #Reiki et de musicothérapie...
Elle m'a dit qu'il aimait la musique... et nous nous sommes arrêtés sur une approche par la musicothérapie...

Je procédais donc à une auscultation et une prescription...
Deux semaines et demi plus tard, sa mère m'appelle et me demande :
'*Quand avons-nous commencé la musicothérapie avec Jacob ?*' Je lui réponds et lui demande pourquoi elle m'interpelle...
Elle me répond qu'il est méconnaissable... qu'il est redevenu gérable... et retourne à l'école qu'il avait quittée... et m'envoie une photo...
Jacob a totalement changé... et a même grandi !!!

Jesse CRAIGNOU

Haut Les Mains...

Regardons maintenant le côté pratique des soins énergétiques...
Entre dans la danse et le flux de l'énergie où nous baignons... dont l'univers déborde... vous ne pouvez pas le rater !

Pour soigner avec la bioénergie, vous aurez tout d'abord besoin de reconnaître l'énergie autour de vous puis de l'accueillir et de l'envoyer là où il faut...

Ceci peut venir naturellement à certains d'entre nous... encore que la plupart de ceux-là ne savent pas l'utiliser... mais il est facile de la trouver avec la pratique de quelques exercices rapides...

Les personnes qui pratiquent la méditation auront là un peu d'avance... mais cela viendra vite à tous... et la méditation n'est pas nécessairement requise...

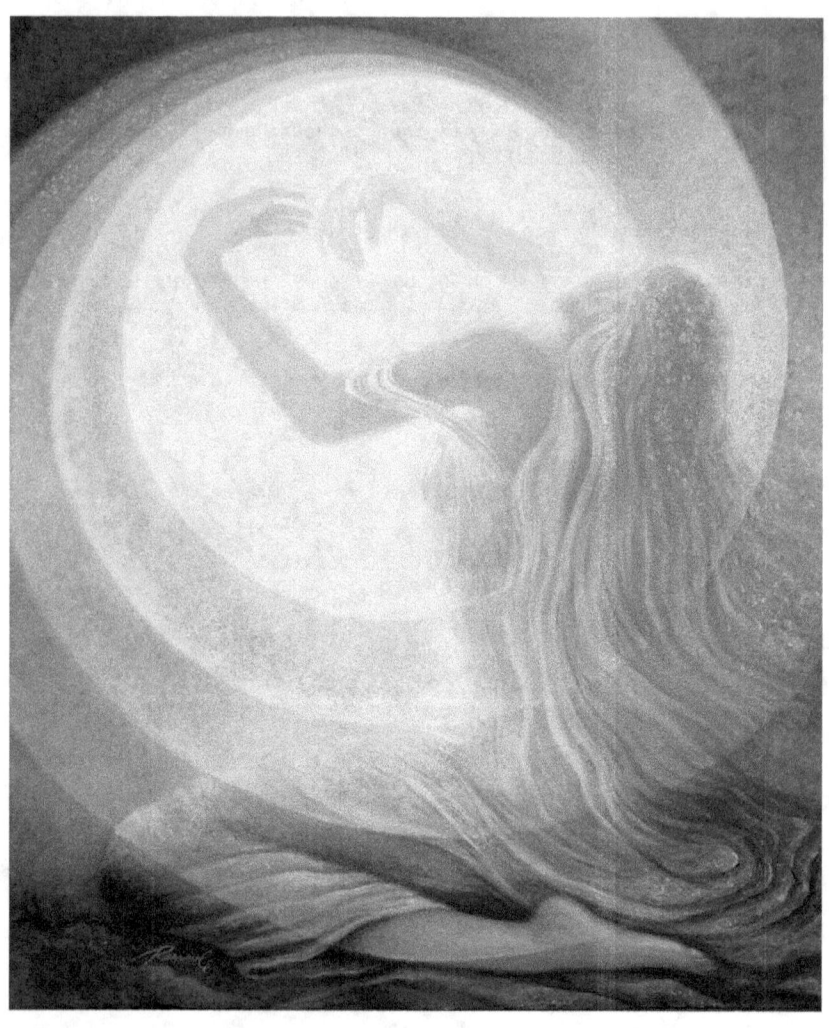

Accueillez l'énergie de la vie avec amour…

Jesse CRAIGNOU

Nettoyage

Avant de soigner, assurez de bien nettoyage la zone à traiter...

Ceci se fait en passant la main au-dessus de la zone à traiter ou récoltant l'énergie négative... puis en l'envoyant hors de la pièce... afin qu'elle puisse aller se recharger et se ressourcer dans la nature et l'énergie ambiante...

Un mal de tête peut-être soigné en quelques secondes... souvent un nettoyage suffit !

Exercice Un

Ce premier exercice vous permettra de trouver l'énergie vitale où que vous soyez…

Asseyez-vous au calme… dans la pénombre là où vous ne serez pas dérangé(e)… et écoutez les son autour de vous pendant une bonne dizaine de minutes… d'ici peu vous devriez ressentir un picotement dans les doigts ou dans les mains… ou même d'autres endroits du corps…

Quand vous en serez là concentrez-vous sur vos pieds et sentez une chaleur naître sous la semelle de vos pieds… et suivez-la lentement pendant qu'elle passe dans tout votre corps et remonte jusqu'au sommet de votre tête… comme si cette chaleur scannait votre corps de bas en haut… pendant que vous relaxez…

Répétez l'opération pendant une semaine jusqu'à ce que vous ressentiez vos progrès…
N'attendez pas de trop gros résultats au début cela viendra de toute façon… mais il peut vous falloir un peu plus de temps… patience… laissez l'énergie venir et ne jugez ni commentez… ressentez l'énergie qui vient à votre rencontre… vous n'êtes pas en mode dirigeant mais suivant…

Exercice Deux

Ce second exercice vous permettra attirer et générer de l'énergie où que vous soyez... que vous pourrez utiliser dans vos soins...

Une fois que vous ressentez l'énergie vous devrez l'accueillir... pour commencer à l'utiliser...

Asseyez-vous confortablement... frottez-vous les mains... juste assez énergiquement pour que vous sentiez la chaleur et l'énergie dans la paume de vos mains... éloignez vos mains l'une de l'autre en les gardant face à face... jusqu'à ce que vous sentiez l'énergie repousser ou attirer vos mains... à une distance généralement d'environ 15 cm... mais vous devrez vérifier votre propre distance qui peut varier selon votre propre énergie et celle que vous maîtrisez...

Pratiquez cet exercice pendant une semaine... tout en continuant l'Exercice Un...

#bio #énergie #guéri #guérir #guérison #malade #maladie #médecine #musique #naturel #parallèle #santé #soin

Jesse CRAIGNOU

Exercice Trois

Ce troisième exercice vous enseignera comment ressentir où l'énergie manque et doit être rechargée pour guérir le patient…

Quand vous aurez maitrisé les Exercices Un et Deux… et que vos mains seront pleines d'énergie… passez votre main au-dessus du corps de votre patient à environ 20 cm… très lentement… '*écoutant*' votre main… scannant le patient jusqu'à ce que vous trouviez un endroit auquel vous ressentez un picotement dans votre main ou une attraction vers le corps du patient… un appel d'énergie…

Pratiquez les Exercices Un, Deux et Trois pendant une semaine…

#bio #énergie #guéri #guérir #guérison #malade #maladie #médecine #musique #naturel #parallèle #santé #soin

Exercice Quatre

Ce quatrième exercice vous permettra de commencer à soigner vos patients et vous-mêmes en utilisant la bioénergie…

Quand vous aurez terminé les trois premiers exercices, vous pourrez attirez et manifester de l'énergie dans vos mains et commencer à soigner…

Toute l'énergie que vous attirez ou manifestez est bénéfique… vous ne courrez ni ne faites courir aucun risque… cette énergie travaille pour vous et vos patients pour le meilleur… cette énergie que vous transférer passe par vous et vous fait du bien au passage…
Vus avez besoin de sentir et de ressentir l'énergie autour de vous… et la cueillir et l'accueillir avec vos mains… comme nous l'avons vu ci-dessus… pour la faire passer par l'appel d'énergie ressenti en vous et par le patient…
Laissez vos mains à cet endroit jusqu'à ce que l'énergie soit passée pour commencer à faire son travail de guérison…
Passer l'énergie n'est que le début… l'énergie ne s'arrête pas là… elle passe dans le corps à l'endroit en recharge… et l'excédent, s'il y en a, va se positionner à un autre endroit en demande… pour restaurer le métabolisme…

Un bon indicateur que l'énergie commence à travailler et quand vous, ou votre patient, prend une respiration profonde… comme un soulagement… mais cette fois de libération…
Tenez la position au-dessus du corps ou directement sur le corps… pendant environ 10 à 15 minutes… votre patient n'a besoin de ressentir l'énergie pour qu'elle passe ou opère… l'énergie ira là où il faut de toute façon…

Souvenez-vous…l'énergie est là qu'on en soit conscient ou pas… qu'on l'utilise ou pas… mais *l'énergie passe là où la pensée va…*

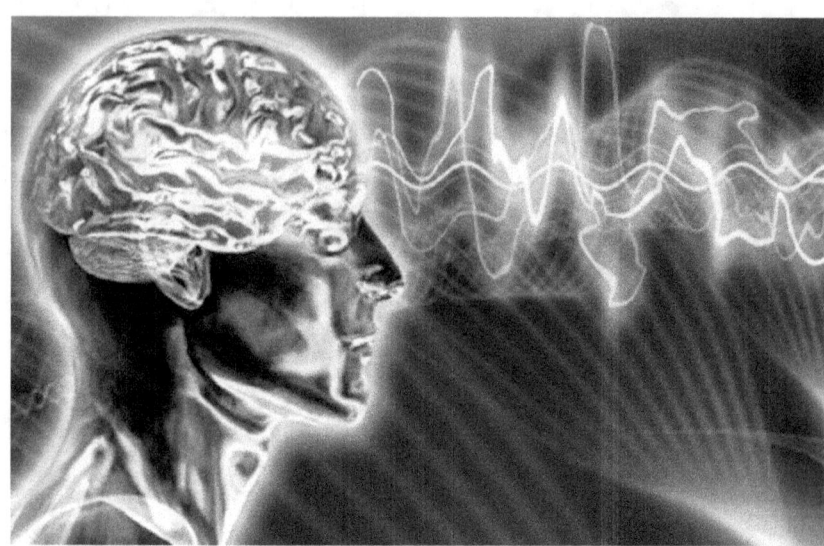

Une ou deux mains ?

Vous pouvez utiliser une ou deux mains pour soigner avec la bioénergie...
Vous pouvez utiliser vos deux mains côte à côte ou l'une sur l'autre ou en position d'étau... souvent l'intuition de l'énergie vous guidera elle-même...
Soignez avec une main sur l'autre renforcera le soin en un point précis... et cette position est particulièrement indiquée pour les petites zones comme un œil par exemple...

Pratiquez autant et aussi souvent que nécessaire... plus vous pratiquerez plus vous vous améliorerez... et obtiendrez de meilleurs et plus rapides résultats !

Jesse CRAIGNOU

Méridiens

Souvent... alors que vous travaillez sur un point particulier... vous ou votre patient sentirez un picotement ou une douleur s'éveiller dans un endroit du corps totalement différent ou éloignez de la zone sur laquelle vous intervenez... et c'est probablement parce que vous avez atteint un méridien... comme ils sont connus de la médecine chinoise... et la réaction court le long de ce méridien jusqu'au bout...

Les méridiens peuvent également être mis à profit en cours de soin bioénergétique... en complément de soin ou pour se substituer à d'autres approches thérapeutiques... et le tout pour le meilleur bien sûr !

Placez vos mains sur le méridien et opérer comme vous le faites d'habitude... l'énergie fera le reste...

Organes, Muscles, Articulations, et autres Zones...

Il est probable qu'en travaillant sur une partie du corps telle qu'un organe, muscle, articulations, ... ces parties du corps peuvent être particulièrement sensibles... notamment dans les efforts ou chocs subis dans la pratique régulièrement, voire forcenée, des sports, si la pratique du sport est bonne elle doit rester raisonnable et sous contrôle d'un professionnel...

Vous pouvez, sans vous apercevoir, passer d'un stress à l'autre...l'un causé par la vie ou la vie professionnelle... et l'autre provoqué par l'excès d'efforts demandés au corps... qui cause plus de mal que de bien... nous connaissons les tennis elbows, les coups et douleurs provoqués par les chutes et les coups de la box et arts martiaux... sans parler des mycoses proliférant dans les chaussures de sports synthétiques...

Je recommande la maintenance énergétique pour ceux-là qui son accros au sport...

Traitement à Distance

Vous aurez besoin d'opérer au téléphone... et de demander au patient de se concentrer et relayer votre travail au bout du fil... pendant que vous opérez tout comme si le patient était à côté de vous !

Assurez-vous que votre patient est allongé dans un endroit calme et ne sera pas dérangé...

Amourgie

Quel meilleur traitement peut-on recevoir que celui d'un être aimé ?

Il est commun dans une famille, particulièrement avec de jeunes enfants, de trouver qu'un membre de la famille souffre de quelque chose ici ou là... ou tombe ou tombe malade... ou encore tout simplement subisse un épuisement...

Donner et recevoir de l'énergie peut aussi être un moment précieux à partager dans la vie d'un couple ou d'une famille... et l'un des meilleurs...
Qui plus est, vous avez le traitement entre les mains... et toujours à portée de mains !

L'amour circule naturellement entre les gens qui s'aiment et les proches... qui ont même tendance à l'oublier tant il semble naturel... et aller de fait... et se retrouvent les plus mal ou les derniers servis...

Je leur recommande des massages et des recharges régulières... particulièrement dans les moments spéciaux tels la grossesse, les examens, la recherche d'emploi...

Jesse CRAIGNOU

Double Foyers

Pour les praticiens les plus expérimentés... il est possible de soigner deux endroits ou deux patients en même temps...

L'énergie de la vie et la bioénergie sont tellement abondantes qu'elles permettent aux soignants cette double action...

Et il suffit d'appliquer les principes comme appris pus haut...

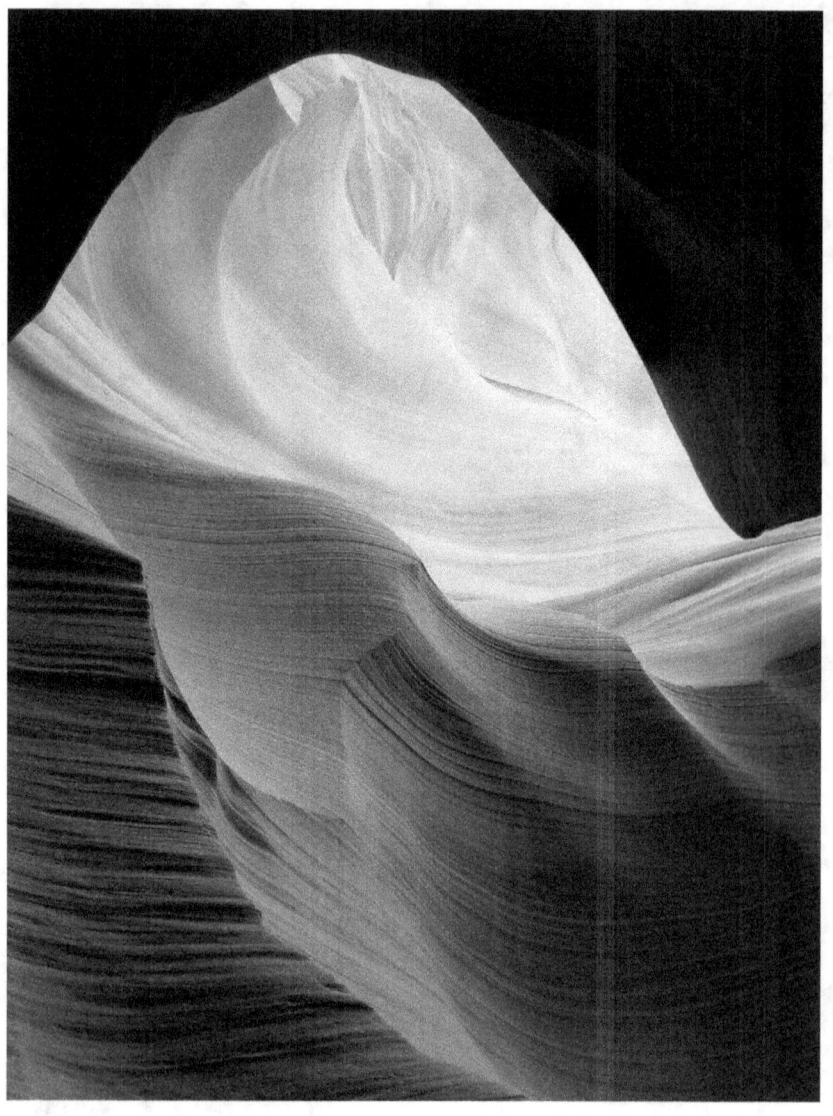

Entretien

La Santé avec la Bioénergie

Jesse CRAIGNOU

Comme toute machine, notre corps, notre métabolisme, ont besoin d'entretien de temps à autre...
Entretien car nous vivons et vieillissons... et vivons constamment de nouvelles expériences si petites soient-elles... comme une automobile...

Un bon moyen d'entretenir votre santé et votre énergie ou de lui donner un coup de fouet est de pratiquer une recharge à intervalles réguliers...

Le meilleur endroit où comment est les chakras... puisque les chakras sont littéralement les centres d'énergies du corps !

Nos corps et nos âmes sont soumis à l'usage du temps... et ont besoin d'entretien régulier...

#bio #énergie #guéri #guérir #guérison #malade #maladie #médecine #musique #naturel #parallèle #santé #soin

Chakras

Les chakras sont sept roues d'énergies qui s'étalent tout du long de la colonne vertébrale... du sommet de la tête à la dernière vertèbre en bas de la colonne... et chacune d'entre elles est dédiée à une zone du corps particulière...

D'autres vous diront qu'il y a plus de chakras dans le corps mais je m'arrêterai à ceux-ci... à vous de voir si vous voulez expérimenter plus avant...
Quand nous donnons de l'énergie à un chakra nous renforçons toutes les parties dépendantes de ce chakra... tout en bénéficiant des avantages corollaires de l'énergie au niveau de la santé...

Le traitement énergétique sur les chakras peut également accompagner ou supplémenter un traitement existant... tout en le renforçant... et donnant un coup de pousse au métabolisme...

Procurer un Soin

Détendez

Pour donner le meilleur soin énergétique possible à votre patient... relaxez votre patient...
Demandez-lui de s'allonger et de se détendre... et relaxez-le/la complètement...

Demandez-lui de prendre 3 respirations longues, lentes et profondes... avant de reprendre sa respiration naturelle...

Après quoi, demandez-lui de relaxer son corps intégralement... zone après zone... du bout des orteils au sommet du crâne... tout en lui demandant à chaque partie du corps en remontant de détendre cette zone et la libérer des tensions... en se détendant des plus en plus... et de plus en plus profondément... à chaque expiration... tout naturellement... en continuant la relaxation jusqu'à ce que le corps soit totalement détendu...

Soignez

Demandez à votre patient la raison de sa consultation... et scannez la ou les partie(s) à traiter... à distance d'environ 15 à 20 cm du corps selon votre réception et votre patient ou le soignant et le degré du mal... à vous de jauger la distance...
En tout... jusqu'à ce que vous ressentiez l'appel d'énergie ou l'attraction de votre main... balayez les énergies négatives ou épuisées... et là vous pouvez commencer à donner de l'énergie et recharger la zone... pendant une quinzaine de minutes ou, jusqu'à ce que vous sentiez qu'il n'y a plus d'appel d'énergie...

Rechargez en énergie la partie ou la zone à soigner... et vous restaurerez la santé de votre patient dans ces zones, sur les méridiens ou les chakras... comme nous l'avons vu dans les exercices plus haut... en demandant à l'énergie que vous canalisez de nettoyer, restaurer et renforcer la zone comme à l'origine...
Souvenez-vous... *l'énergie va là où l'esprit la conduit*...

Le patient peut ressentir l'énergie ou pas pendant votre soin cela ne changera en rien la qualité du traitement... tout comme il se peut que le patient ait envie ou besoin de parler... bien qu'en général, ils ne parleront pas d'eux-mêmes pendant le soin...
Gardez bien votre esprit et intention fixés sur le soin et l'endroit à traiter... et appliquez le soin qu'au bout de l'appel d'énergie...

Un bon indicateur que l'énergie passe est quand le patient prend une respiration profonde... et le soignant également en général... un bon signe que la relaxation opère et s'approfondit en accueillant mieux et plus encore le soin que vous lui prodiguez...

#bio #énergie #guéri #guérir #guérison #malade #maladie #médecine #musique #naturel #parallèle #santé #soin

Jesse CRAIGNOU

Souvenez-vous que, pour bien traiter, il vous faut apprécier l'énergie qui passe... et rester positif tout au long de la séance... vous enverrez ainsi de bonnes ondes...

Vous encouragerez par là même la confiance et la bonne réception de l'énergie de votre patient... un bon traitement est à double sens...

Le temps et l'expérience m'ont prouvé de ne jamais soigner les gens qui me disent '*ne pas y croire*'... car ceux-là vont détourner l'énergie que vous leur envoyez et vous prouveront que c'est inefficace... ne vous entêtez pas, vous n'avez rien à prouver à personne...

Vous pouvez bien entendu envoyer de l'énergie bénéfique à des gens qui ne le savent pas... de préférence à l'heure de leur coucher... ceci m'arrive régulièrement pour les victimes d'actes de violents ou accidents... tout autant une bonne occasion de pratiquer...

Ceci dit, tout le monde peut ressentir les bienfaits d'un bon soin en tout lieu et à toute heure... s'ils s'accordent avec vous...

#bio #énergie #guéri #guérir #guérison #malade #maladie #médecine #musique #naturel #parallèle #santé #soin

Jesse CRAIGNOU

Musique Maestro, Please !

La musique à cette faculté particulière d'atteindre des niveaux que rien d'autre n'atteint...
Les vibrations de la musique émeuvent et meuvent des zones immobilisées de notre corps et métabolisme par des tas de cause pour des tas de raisons... on a même vu la musique réarranger et restaurer des éléments de notre corps pour assurer leur meilleure coordination et fonctionnement...

La musicothérapie s'intéresse tout particulièrement au mieux-être et au bien-être... à la santé intégrale de l'être... et la plupart des musiciens l'ignorent encore... et ne leur réaliserons qu'à leur première séance de musicothérapie...

Vous pouvez passer de la musique pendant votre soin pour vous détendre et détendre votre patient... ou le simple plaisir d'écouter de la musique en travaillant...
Vous trouverez une liste plus bas...

Le nombre de séances à appliquer varie selon les traitements et les patients... mais j'ai remarqué que, la plupart du temps, une seule séance suffit...

Vous pouvez également faire de très courtes séances en répétant le traitement... ce qui augmentera naturellement le nombre des séances...
Si le besoin d'autres sessions se fait ressentir, dites-le à votre patient... s'il ne vous le dit pas lui-même...

#bio #énergie #guéri #guérir #guérison #malade #maladie #médecine #musique #naturel #parallèle #santé #soin

Boite à Outils

Salle de Soins

Vous aurez besoin d'un endroit calme pour recevoir et soigner vos patients... et de préférence de la pénombre...

Table

Une table de consultation est toujours le meilleur endroit... plaçant le patient à la hauteur idéale pour le soigner...

Coussin et Couverture ou Châle

Un coussin peut permettre plus de confort dans certaines positions... et une couverture ou un châle peut maintenir les plus frileux au chaud... en se détendant le corps a tendance à se refroidir...

Musique

Choisissez votre musique pourvu qu'elle soit douce... et relaxante...

Mes choix se portent surtout vers :

- Sheila CHANDRA
- Fréderic CHOPIN
- Dakota Suite
- Stephen HALPERN
- Eleni KARAINDROU (Ulysses' Gaze)
- Kitaro
- Robert MIRABAL
- R Carlos NAKKAI
- Arvo PÄRT
- Joanne SHENANDOAH
- Tanya TAGAQ
- Tangerine Dream
- Tata YAMASHITA (podcast gratuit)
- Vangelis
- Antonio VIVALDI
- Mary YOUNGBLOOD

La musique des Indiens d'Amérique a une résonnance particulière pour moi... suivie par les compositions au synthétiseur ou la musique classique... ou les kattajaits (Chants chamaniques Inuit)...

#bio #énergie #guéri #guérir #guérison #malade #maladie #médecine #musique #naturel #parallèle #santé #soin

Jesse CRAIGNOU

Assurez-vous que votre musique est en harmonie avec vous… et pensez à explorer avec d'autres musiques… cela fait également partie du travail de soin… Ecouter toujours la musique vous endormira à la longue et la qualité de vos soins s'en ressentira à la baisse…

#bio #énergie #guéri #guérir #guérison #malade #maladie #médecine #musique #naturel #parallèle #santé #soin

Ateliers

Je propose régulièrement des ateliers de formation ou révision et consolidation… ou bien en musicothérapie…

Contactez-moi :
jesse.craignou@yahoo.fr

Merci

Merci d'avoir acheté mon livre.
J'espère que vous aurez pris autant de plaisir à les lire que j'en ai pris à les écrire et que nous pourrons encore partager beaucoup de ces moments privilégiés...

J'ai aujourd'hui en mon nom divers livres, tant professionnels que littéraires, dont certains existent également en livres audio à écouter, à faire écouter et réécouter... en privé ou ensemble...

Jesse CRAIGNOU

J'écris

Les mots ont toujours eu –et auront toujours- joué un rôle capital dans ma vie...
Je n'ai rien de mieux à offrir que ma parole donnée...

Dès le moment où j'ai su lire, j'ai lu... dès l'instant où j'ai su écrire, j'ai écrit...
Les mots ont sur moi un pouvoir magique...

Les mots ont leur propre musique... et les mots nous suivront toujours...

J'aborde l'écriture d'une manière orale... plus lue, plus à écouter qu'à lire... je dis souvent lire avec ses oreilles...
J'invite le lecteur à se laisser bercer se laisser tanguer jusqu'à dériver puis chavirer se laisser danser au son de la mélodie des mots... qui m'ont probablement conduit à la musicothérapie...

J'écris... depuis que je sais écrire j'écris...
Je n'ai jamais su pourquoi et pas toujours su comment...
C'est ainsi... J'écris.
C'est plus fort que moi, je ne peux pas m'en empêcher...
Les mots s'enchaînent et se déchaînent...
Les mots s'emballent les mots s'enchantent les mots s'emportent les mots s'entrechoquent les mots choquent les mots rockent... et tournent et valsent et retournent... dans le tourbillon de ma vie...

Quel que soit l'endroit ou l'heure... j'écris... sur tout... partout... surtout...

J'écris quatre ou cinq livres en même temps. J'écris tout le temps. Dans ma tête dans mon travail quand je fais l'amour...sur plusieurs plans parallèles... Des vies parallèles...
Roman, romance, fiction, autofiction, science-fiction, théâtre, mots-valises, traductions, adaptations, ...

Je peins...
Je peins à la Jackson Pollock. Je peine.
À tort et à travers dans les brouillards de mon âme...

Adaptations, chansons, comédies musicales, nouvelles, poésies, romans, scénarios, textes, traductions...
Mes écrits peuvent être montés sur scène.

#bio #énergie #guéri #guérir #guérison #malade #maladie #médecine #musique #naturel #parallèle #santé #soin

J'ai écrit

Je Parle (Un Peu) Anglais n'est qu'un de mes livres parmi tant d'autres…

En français
- *Recyclage*
- *Au Bord D'Elles* (aussi en livre audio lu par Jesse CRAIGNOU)
- *Noteur*
- *L'Enfant Perdu*
- *Entre Deux Stations*
- *Journée De La Femme* (aussi en livre audio lu par Jesse CRAIGNOU)
- *de Natura*
- *Histoires D'Iran* (aussi en livre audio lu par Jesse CRAIGNOU)
- *À L'Antenne*
- *Restaurons la France – Verbatim de mes Pensées Anarchiques*
- *Vivent les Hommes*
- *Retour en Atlantide – Ma Vie sur une autre Planète*
- *Stories for French*
- *De Guerre Lasse*
- *Traces de Vie*
- *Un Mythe Ummite – Les Dossiers Secrets*
- *Guérir avec la Bioénergie*
- *La Faim des Régimes*
- *Petits Contes pour Enfants trop grands*
- *ReCyclage* (aussi en livre audio lu par Jesse CRAIGNOU)
- *Piqûre de Rappel*

En anglais
- *Live To Tell*
- *Righter* (aussi en livre audio lu par Maxine LENNON)
- *BioHazard* (aussi en livre audio lu par David GEORGE)
- *A Woman's Day*
- *Booster Shot* (aussi en livre audio lu par David GEORGE)
- *Keeping Me Company* (aussi en livre audio lu par Helen LLOYD)
- *In Between Stations*
- *Love Wars*
- *Ten A Penny*
- *Second Helpings*
- *Visionary Mountains* (aussi en livre audio lu par Helen LLOYD)
- *Deflecting Patience*
- *Umma Dawn – The Confidential Files*
- *Raising Atlantis*
- *Redesigning Eden*
- *At The Gaytes Of Heaven*
- *Death Watch – A Matter Of Life*
- *Love… And Stuff Like That !*
- *Parvaneh – Facts and Fiction about Iran*

#bio #énergie #guéri #guérir #guérison #malade #maladie #médecine #musique #naturel #parallèle #santé #soin

La Santé avec la Bioénergie

Jesse CRAIGNOU

- *My Greatest Hits*
- *Poems & Songs*
- *Quilled ! Words Of A Feather*
- *Surrogate Life*
- *Danced A Little Tune*
- *Eerie Arias*
- *Tales For Overgrown Children* (aussi en livre audio lu par Jesse CRAIGNOU)
- *Let Men Be*
- *Raising Atlantis*
- *Hungry for Diets*
- *Healing with Life's Energy*

Ouvrages pédagogiques
- **Stories For English** (aussi en livre audio lu par Tory L WILSON)
- *Stories For English (Student's Edition)* (aussi en livre audio lu par Dave WRIGHT)
- *Finger Licking Good (Student's Edition)* (aussi en livre audio lu par Bobby BRIGHT)
- *Stories For English (Exercise And Practice)*
- *More Stories For English* (aussi en livre audio lu par Kathy BRODERICK)
- *Stories For French* (aussi en livre audio lu par Jesse CRAIGNOU)
- *Singin' To English*
- *The Comprehensive Teacher* (aussi en livre audio lu par Maxine LENNON)
- *Business English Test*
- *Paris Passion*
- *Finger Licking Good*
- *Going Places*
- *Easy English Grammar and Tenses*
- *Plain Sailing*
- *I Speak A Little English* (aussi en livre audio lu par Jesse CRAIGNOU)
- *I Speak A Little More English* (aussi en livre audio lu par Jesse CRAIGNOU)
- *I Speak A Little French (Je Parle Un Peu Français)* (aussi en livre audio lu par Jesse CRAIGNOU)

Pour les enfants (avec Franklin ERDER)
- *Le Monstre Mangeur d'Alisons (The Alison Eating Monster)*
- *Les Goulous Vont Se Coucher (The Wolloes Go To Bed)*
- *Les Goulous Font La Fête (The Wolloes Have A party)*
- *Le Petit Tailleur De Pierre (The Little Stone Cutter)*

Livres Audio

Vous ne lisez pas beaucoup mais… vous aimez les histoires ?

Essayez les livres audio sur tous les téléphones, tablettes et ordinateurs…
En vente sur Amazon, Audible & iTunes

Lu par Bobby BRIGHT
- *Finger Licking Good*

Lu par David GEORGE
- *BioHazard*
- *Booster Shot*

Lu par Maxine LENNON
- *Righter*
- *The Comprehensive Teacher*

Lu par Helen LLOYD
- *Keeping Me Company*
- *Visionary Mountains*

Lu par Tory L. WILSON
- *Stories For English*

Lu par Dave WRIGHT
- *Stories For English (Student's Edition)*

Lu par Jesse CRAIGNOU
- *Tales For Overgrown Children*
- *I Speak A Little English*
- *I Speak A Little More English*
- *I Speak A Little French (Je Parle Un Peu Français)*
- *Stories For French*
- *Au Bord D'Elles*
- *Histoires D'Iran*

Tous mes livres écrits et enregistrés, mes compositions et chansons sont protégés par les lois qui régissent les droits d'auteur… sur tous les supports connus et à connaître…

Pour de plus amples renseignements…
Contactez-moi: jesse.craignou@yahoo.fr

#bio #énergie #guéri #guérir #guérison #malade #maladie #médecine #musique #naturel #parallèle #santé #soin

PodCasts

Des émissions enregistrées (podcasts) gratuits à télécharger et ou écouter en ligne sur iTunes ou Podcasts.com :

Pour les professeurs (en anglais)
Desperate Teachers
http://www.podcasts.com/desperate-teachers-a3f9804cb

Pour les amoureux des histoires, les professeurs :
Stories for English
http://www.podcasts.com/stories-for-english-dbef741c4

Pour les amoureux des histoires, les professeurs de français et français langue étrangère :
Histoires
http://www.podcasts.com/histoires-7a002ea0a

#bio #énergie #guéri #guérir #guérison #malade #maladie #médecine #musique #naturel #parallèle #santé #soin

Jesse CRAIGNOU

Écrivain Privé

Des souvenirs… une histoire… un message… une trace ou un tracé à laisser à vos proches… le livre de votre vie ?

Écriture ou réécriture
Conseil à la publication
jesse.craignou@yahoo.fr

Jesse CRAIGNOU

Réseaux Sociaux et Internet

Je suis présent sur les réseaux sociaux et internet... et dans le monde de la formation en conseil et coaching... en langues et communication.
Nous pouvons nous retrouver en différents endroits et échanger...

Pour mieux me connaître :

Vous pouvez me suivre sur ces différentes plateformes...

http://www.facebook.com/profile.php?id=716938953
ou
http://www.viadeo.com/profile/0022elircedzsaht
ou encore
https://www.amazon.fr/s/ref=nb_sb_noss?__mk_fr_FR=ÅMÅŽÕÑ&url=search-alias%3Daps&field-keywords=jesse+craignou&rh=i%3Aaps%2Ck%3Ajesse+craignou
et
https://store.kobobooks.com/en-us/search?query=Jesse+CRAIGNOU&fcsearchfield=Author&changeLanguage=True&pageNumber=1

Mes blogs :
http://learningandteachingenglish.com

http://tout-l-anglais-pour-tous.over-blog.com/
http://paroles-et-musique.over-blog.com

et pour les visiteurs avertis (chaud) :
http://mylovesexydungeon.com

#bio #énergie #guéri #guérir #guérison #malade #maladie #médecine #musique #naturel #parallèle #santé #soin

Je forme et je coache en **langues et communication** en français, italien et anglais.

Pour mes **formations et coaching** en langues et en communication,

J'interviens également pour des rencontres **lectures et formations** dans les écoles, lycées et collèges, bibliothèques…

Contactez-moi :
Jesse.craignou@yahoo.fr

Copyright 2018 sur tous supports connus et à connaitre

Jesse CRAIGNOU

Traductions

Je traduis tous types de documents (littérature, manuels, guides, discours, plaquettes commerciales, sites internet, …) du français de l'italien d'une langue vers l'autre et en retour…

Contact :
Jesse.craignou@yahoo.fr

#bio #énergie #guéri #guérir #guérison #malade #maladie #médecine #musique #naturel #parallèle #santé #soin

Jesse CRAIGNOU

Guide de Paris

Paris en beauté… avec votre guide personnel !

La France est la destination Numéro Un dans le monde tourisme… et Paris est la destination Numéro Un dans le monde !

Plus de 80 millions de touristes se pressent en France chaque année pour voir toutes les beautés de l'Hexagone…

Visiter Paris est un voyage dans le temps et l'espace… et toute l'histoire de la France, de l'Europe et du monde… offrant au visiteur un style et une facette différente à chaque coin de rue…

Paris est également un centre d'affaires et de culture international…

Que vous veniez à Paris pour les affaires ou le plaisir… et souhaitiez profiter au maximum de sa beauté et de sa culture, contactez-moi à jesse.craignou@yahoo.fr pour plus de renseignements sur nos visites et nos tarifs…

#bio #énergie #guéri #guérir #guérison #malade #maladie #médecine #musique #naturel #parallèle #santé #soin